淋巴瘤标准数据集

（2021 版）

组织编写　中国医学科学院血液病医院（中国医学科学院血液学研究所）
　　　　　国家血液系统疾病临床医学研究中心
　　　　　实验血液学国家重点实验室
　　　　　中国血液病专科联盟

技术支持　医渡云（北京）技术有限公司

人民卫生出版社
·北　京·

图书在版编目（CIP）数据

淋巴瘤标准数据集：2021 版 / 中国医学科学院血液
病医院等组织编写 . —北京：人民卫生出版社，2021.3
　ISBN 978-7-117-31361-2

　Ⅰ.①淋… 　Ⅱ.①中… 　Ⅲ.①淋巴瘤 — 标准 — 数据集
— 中国 　Ⅳ.①R733.4-65

中国版本图书馆 CIP 数据核字（2021）第 040745 号

人卫智网	www.ipmph.com	医学教育、学术、考试、健康, 购书智慧智能综合服务平台
人卫官网	www.pmph.com	人卫官方资讯发布平台

淋巴瘤标准数据集
（2021 版）
Linbaliu Biaozhun Shujuji
(2021 Ban)

组织编写： 中国医学科学院血液病医院
　　　　　（中国医学科学院血液学研究所）
　　　　　国家血液系统疾病临床医学研究中心
　　　　　实验血液学国家重点实验室
　　　　　中国血液病专科联盟
出版发行： 人民卫生出版社（中继线 010-59780011）
地　　址： 北京市朝阳区潘家园南里 19 号
邮　　编： 100021
E - mail： pmph @ pmph.com

购书热线： 010-59787592　010-59787584　010-65264830
印　　刷： 三河市潮河印业有限公司
经　　销： 新华书店
开　　本： 787×1092　1/16　　**印张：** 4
字　　数： 78 千字
版　　次： 2021 年 3 月第 1 版
印　　次： 2021 年 3 月第 1 次印刷
标准书号： ISBN 978-7-117-31361-2
定　　价： 39.00 元

前言

　　淋巴瘤是一类起源于淋巴结和淋巴组织的恶性肿瘤,近年来淋巴瘤发病率逐年增加,世界范围内,淋巴瘤在常见肿瘤中分别占第 8 位(男性)、第 10 位(女性)[1]。在我国,淋巴瘤位列常见肿瘤的第 9 位,是增长迅速的恶性肿瘤之一[2]。统计数据显示,2015 年中国新增诊断的淋巴瘤病人为 88 200 例。淋巴瘤可分为非霍奇金淋巴瘤(non-Hodgkin's lymphoma,NHL)和霍奇金淋巴瘤(Hodgkin's lymphoma,HL)两类,包括近 100 种淋巴瘤亚型,其中大部分亚型的治疗手段以化疗为主[3,4]。淋巴瘤患者的疾病病程、治疗周期均较长,并且可发生多种治疗副作用,对患者的生命安全、生活质量均造成较为严重的影响,亟需加强淋巴瘤的规范化诊断,提高治疗水平[5,6]。

　　由于淋巴瘤的病理类型繁杂、治疗方法多样、预后转归迥异,为了更好地提高淋巴瘤的诊疗水平,除了开展新型化疗药物、靶向药物和免疫治疗手段的前瞻性临床试验,淋巴瘤诊疗领域的专家也一直致力于从现有临床实践沉淀的医疗数据中挖掘基于"真实世界"的诊疗经验,从而为以"千人千面"的精准风险分层为导向的治疗策略提供有效依据。但在医疗大数据应用、真实世界研究飞速发展的今天,医院临床信息系统中产生的淋巴瘤诊疗数据,由于各个医疗机构的数据存储方式及标准不同,缺乏规范统一的标准术语体系,仍然难以实现真正意义上的互联互通,无法实现有效的整合、挖掘,更无法进一步产生有价值的临床"洞见"。

　　标准化医学术语、医学数据模块等是推进医疗服务规范化、数据标准化管理、数据整合挖掘和大数据转化应用的重要基础。目前国内已经采用的医疗数据标准包括:第一,疾病分类与代码标准:《国际疾病分类第十次修订本(ICD-10)中文版》;第二,针对实验室检验项目和临床观测指标的 LOINC 术语体系(Logical Observation Identifiers Names and Codes)也在国内部分医疗机构进行了试行。但是,上述医疗术语体系还远远不足以覆盖医疗记录中所有临床数据[7]。同时,目前国际上较为广泛采用的医学系统命名法 - 临床术语(SNOMED CT)[8]、统一医学语言系统(Unified Medical Language System,UMLS)[9]、以及医学语言、百科全书与术语命名通用架构(GALEN)等在中国尚未被使用。

2017 年,由中国医学科学院血液病医院(中国医学科学院血液学研究所)牵头成立了"中国血液病专科联盟",同时设置了"中国血液病专病工作组"。2019 年,中国医学科学院血液病医院(中国医学科学院血液学研究所)获批"国家血液系统疾病临床医学研究中心",这是我国首次在血液病领域设立国家临床医学研究中心。依托于国家血液系统疾病临床医学研究中心、中国血液病专科联盟、中国血液病专病工作组,建设规范化、标准化、规模化的血液病大数据中心,可以提升我国血液病临床研究的能力,加速成果转化。通过医渡云的数据平台标准建设流程,可以将分散于不同医院、不同信息系统中的临床信息通过数据采集、清洗、重构、存储、整合、挖掘等步骤集成云端数据中心。进而利用自然语言处理技术、结构化、归一和患者主索引(EMPI)构建等先进的机器学习和人工智能技术,对淋巴瘤等血液系统肿瘤疾病的医疗数据进行规范集成、深度挖掘、综合利用,实现真实世界数据反哺临床实践、促进学科发展。

此次由中国医学科学院血液病医院(中国医学科学院血液学研究所)联合医渡云(北京)技术有限公司,依托国家血液系统疾病临床医学研究中心、中国血液病专科联盟、中国血液病专病工作组,纳入多家医院专家,共同基于相关术语规范、淋巴瘤疾病相关指南文献及专家共识,建立中国的淋巴瘤标准数据集。希望这项工作能够为后续开展多项真实世界多中心研究筑基,共同构建及推进中国淋巴瘤疾病诊疗规范。

邱录贵　李建勇
2021 年 2 月

目录

数据集说明

淋巴瘤标准数据模块参考国家电子病历、信息化行业标准以及最新淋巴瘤领域诊疗指南，与中国医学科学院血液病医院（中国医学科学院血液学研究所）专家共建而成。全数据集共集成 12 个标准模块，490 个数据元。数据集由模块名称、参考标准、模块序号、数据元名称、值域 / 数据类型、数据加工类型组成。其中：

数据元： 每个模块下面包含详细的字段。如"人口学信息中"数据模块包含姓名、性别、初诊年龄、民族等多个字段。

参考标准： 主要参考国际、国内术语标准如 ICD 10，ATC，LONIC 等，电子病历规范（HL7 CDA）以及国际及国内疾病标准指南（NCCN 等）[10-23]。

值域 / 数据类型： 参考主要指南标准及兼顾淋巴瘤专家实用性的值域作为主要的归一标准。

数据加工类型： 根据数据来源及数据上层加工处理，数据加工类型主要分三类：①分别直接映射存储规范的数据，如检验数据。②需要通过结构化和归一算法，将大段自然语言处理为标准字段和阈值，并可进行统计分析。③同一个患者需要根据多份病历或多次结果，多系统来源结果及有时间逻辑的进行多种形式的关联和复杂逻辑计算，如确诊时外周白细胞数来源于电子病历系统及外周血细胞检查系统之间复杂逻辑的判断。数据加工类型根据每个场地数据源情况改变，如一些表单已存在前结构化表单，后续数据加工方法则更改为直接映射。

1. 数据集更新机制

淋巴瘤疾病数据中心定期根据指南标准，结合实际数据来源，数据填充率及值域范围进行数据集模块及数据集的定期更新。更新包括更新时间、更新版本、修订内容及修订原因。相关标准数据集及更新版本发布于淋巴瘤疾病数据中心及参与大数据中心各成员淋巴瘤专病库。

2. 数据集及标准模板使用权限（版权）

版权及相关商标归中国医学科学院血液病医院（中国医学科学院血液学研究所）及医渡云（北京）技术有限公司所有；只能用于参与大数据中心各成员淋巴瘤专病库。使用本品须上述各方同意，违者必究。

1. 患者人口学信息

模块名称	参考标准
1. 患者人口学信息	国家卫生行业标准 WS445.10-2014 电子病历住院病案首页[10] EBMT Registry data collection forms[11]

序号	数据元名称	值域 / 数据类型	数据加工类型
1.1	本人姓名	文本	映射
1.2	性别	男性,女性	映射
1.3	民族	中国各民族名称	映射
1.4	国籍	国籍名称	映射
1.5	出生日期	日期	映射
1.6	职业类别	职业分类与代码	映射
1.7	本人电话	文本	映射
1.8	籍贯省(区,市)	中国行政区划省市名称	映射
1.9	籍贯市	文本	映射
1.10	ABO 血型	A,B,AB,O,未查	映射

序号	数据元名称	值域 / 数据类型	数据加工类型
1.11	Rh 血型	阳性,阴性,未查	映射
1.12	病案号码	文本	映射
1.13	是否死亡	是,否,未知	映射
1.14	死亡时间	日期	映射
1.15	住院号	文本	映射
1.16	门诊编号	文本	映射
1.17	婚姻状况	未婚,已婚,离异,丧偶,其他	映射
1.18	身份证号	文本	映射
1.19	出生地	文本	映射
1.20	户口地址	文本	映射
1.21	现住址	文本	映射
1.22	现住址邮编	文本	映射
1.23	工作单位	文本	映射
1.24	工作单位地址	文本	映射
1.25	工作单位电话	文本	映射
1.26	工作单位邮编	文本	映射
1.27	联系人姓名	文本	映射
1.28	联系人关系	文本	映射
1.29	联系人地址	文本	映射
1.30	联系人电话	文本	映射

序号	数据元名称	值域 / 数据类型	数据加工类型
1.31	医疗付费方式	城镇职工基本医疗保险 城镇居民基本医疗保险 新型农村合作医疗 贫困救助 商业医疗保险 全公费 全自费 其他社会保险 其他	映射

1.

患者人口学信息

2. 诊疗概览

模块名称	参考标准
2. 诊疗概览	The 2016 revision of the World Health Organization classification of lymphoid neoplasms[12] NCCN Clinical Practice Guidelines in Oncology：Chronic Lymphocytic Leukemia/Small Lymphocytic Lymphoma（Version 4.2020）[13] NCCN Clinical Practice Guidelines in Oncology：B-cell Lymphomas（Version 3.2019）[14] NCCN Clinical Practice Guidelines in Oncology：T-cell Lymphomas（Version 2.2018）[15]

序号	子模块	数据元名称	值域 / 数据类型	数据加工类型
2.1	诊断概览	首诊日期	YYYY-MM-DD	逻辑计算
2.2	诊断概览	首诊年龄（岁）	数值	逻辑计算
2.3	诊断概览	首诊 WHO 分类	文本	逻辑计算
2.4	诊断概览	首诊 B 症状	有,无	逻辑计算
2.5	诊断概览	首诊 ECOG 评分	0,1,2,3,4	逻辑计算
2.6	诊断概览	首诊轻链分型	κ,λ	逻辑计算

序号	子模块	数据元名称	值域/数据类型	数据加工类型
2.7	诊断概览	首诊免疫球蛋白分型	IgG 型、IgD 型、IgA 型、IgE 型、IgM 型、轻链型、双克隆型、不分泌型	逻辑计算
2.8	诊断概览	首次 Ann Arbor 分期	Ⅰ期,ⅠE期,Ⅱ期,ⅡE期,Ⅲ期,Ⅳ期,A/B,S,X	逻辑计算
2.9	诊断概览	首次 Rai 分期	0,1,2,3,4	逻辑计算
2.10	诊断概览	首次 Binet 分期	A 期,B 期,C 期	逻辑计算
2.11	诊断概览	首次 Lugano 分期	Ⅰ期,ⅠE期,Ⅱ期,ⅡE期,Ⅲ期,Ⅳ期	逻辑计算
2.12	诊断概览	首次 TNMB 分期	0,1,2,3,4,x	逻辑计算
2.13	诊断概览	首次 IPI 评分	数值	逻辑计算
2.14	诊断概览	首次 aaIPI 评分	数值	逻辑计算
2.15	诊断概览	首次 NCCN-IPI 评分	数值	逻辑计算
2.16	诊断概览	首次 CLL-IPI 评分	数值	逻辑计算
2.17	诊断概览	首次 ISSWM 评分	数值	逻辑计算
2.18	诊断概览	首次 PIT 评分	数值	逻辑计算
2.19	诊断概览	首次 FL-IPI 评分	数值	逻辑计算
2.20	诊断概览	首次 FL-IPI2 评分	数值	逻辑计算
2.21	诊断概览	首次 CNS-IPI 评分	数值	逻辑计算
2.22	诊断概览	首次 MIPI 评分	数值	逻辑计算
2.23	诊断概览	首次 c-MIPI 分组	低危,低中危,高中危,高危	逻辑计算
2.24	治疗前肿瘤评价(可测量)	检查日期	YYYY-MM-DD	逻辑计算
2.25	治疗前肿瘤评价(可测量)	检查方法	文本	逻辑计算

序号	子模块	数据元名称	值域 / 数据类型	数据加工类型
2.26	治疗前肿瘤评价(可测量)	病灶部位	文本	逻辑计算
2.27	治疗前肿瘤评价(可测量)	首诊淋巴结最长径(mm)	数值	逻辑计算
2.28	治疗前肿瘤评价(可测量)	淋巴结最长径(mm)	数值	逻辑计算
2.29	治疗前肿瘤评价(可测量)	淋巴结最长径的垂直径(mm)	数值	逻辑计算
2.30	治疗前肿瘤评价(可测量)	淋巴结最长垂直径乘积(mm^2)	数值	逻辑计算
2.31	治疗前肿瘤评价(可测量)	淋巴结最长垂直径乘积总和(SPD)(mm^2)	数值	逻辑计算
2.32	治疗前肿瘤评价(可测量)	首诊脾脏大小	数值	逻辑计算
2.33	治疗前肿瘤评价(可测量)	是否有非可测量病灶	是,否	逻辑计算
2.34	治疗前肿瘤评价(可测量)	非可测量病灶部位	文本	逻辑计算
2.35	治疗前肿瘤评价(可测量)	结果	文本	逻辑计算
2.36	治疗概览	首次获得完全缓解时间(d)	数值	逻辑计算
2.37	治疗概览	首次获得完全缓解疗程数(次)	数值	逻辑计算
2.38	治疗概览	首次获得部分缓解时间(d)	数值	逻辑计算
2.39	治疗概览	首次获得部分缓解疗程数(次)	数值	逻辑计算
2.40	治疗概览	首次疾病进展时间(d)	数值	逻辑计算
2.41	治疗概览	是否复发	是,否	逻辑计算
2.42	治疗概览	首次复发时间	YYYY-MM-DD	逻辑计算
2.43	治疗概览	是否疾病稳定	是,否	逻辑计算
2.44	治疗概览	首次疾病稳定时间	YYYY-MM-DD	逻辑计算
2.45	治疗概览	是否疾病进展	是,否	逻辑计算

2.

诊疗概览

序号	子模块	数据元名称	值域/数据类型	数据加工类型
2.46	治疗概览	首次疾病进展时间	YYYY-MM-DD	逻辑计算
2.47	治疗概览	是否造血干细胞移植	是,否	逻辑计算
2.48	治疗概览	首次造血干细胞移植时间	YYYY-MM-DD	逻辑计算
2.49	治疗概览	首次造血干细胞移植是否植活	是,否	逻辑计算

2.

诊疗概览

3. 就诊信息

模块名称	参考标准
3. 就诊信息	国家卫生行业标准 WS445.10-2014 电子病历住院病案首页[8]

序号	数据元名称	值域/数据类型	数据加工类型
3.1	就诊类型	门诊,急诊,住院	映射
3.2	就诊/入院日期	YYYY-MM-DD	映射
3.3	就诊/入院科室	文本	映射
3.4	入院途径	门诊,急诊,其他医疗机构转入,其他	映射
3.5	就诊年龄(岁)	数值	逻辑计算
3.6	主要诊断	文本	映射
3.7	主要诊断 ICD10 名称	文本	映射
3.8	主要诊断 ICD10 编码	文本	映射
3.9	出院日期	YYYY-MM-DD	映射
3.10	出院科室	文本	映射

序号	数据元名称	值域 / 数据类型	数据加工类型
3.11	离院方式	医嘱离院,医嘱转院,医嘱转社区 / 乡镇卫生院,非医嘱离院,死亡,其他	映射
3.12	住院次数	数值	映射
3.13	是否参与临床试验	是,否	结构化
3.14	临床试验项目名称	文本	映射
3.15	临床试验项目编号	文本	映射
3.16	入组时间	YYYY-MM-DD	映射
3.17	出组时间	YYYY-MM-DD	映射

3.
就诊信息

4. 一诉五史

模块名称	参考标准
4. 一诉五史	国家卫生行业标准 WS445.10-2014 电子病历入院记录[16] The 2016 revision of the World Health Organization classification of lymphoid neoplasms[12] NCCN Clinical Practice Guidelines in Oncology：Chronic Lymphocytic Leukemia/Small Lymphocytic Lymphoma（Version 4.2020）[13] NCCN Clinical Practice Guidelines in Oncology：B-cell Lymphomas（Version 3.2019）[14] NCCN Clinical Practice Guidelines in Oncology：T-cell Lymphomas（Version 2.2018）[15]

序号	子模块	数据元名称	值域 / 数据类型	数据加工类型
4.1	主诉	入院日期	YYYY-MM-DD	映射
4.2	主诉	主诉	文本	映射
4.3	主诉	主诉信息 . 阳性症状体征	文本	结构化 + 归一
4.4	主诉	主诉信息 . 病程	相对时间	结构化 + 归一
4.5	现病史	入院日期	YYYY-MM-DD	映射
4.6	现病史	现病史	文本	映射
4.7	现病史	B 症状	发热, 盗汗, 体重下降	结构化 + 归一
4.8	现病史	阳性症状	文本	结构化 + 归一

序号	子模块	数据元名称	值域 / 数据类型	数据加工类型
4.9	现病史	首次发病时间	YYYY-MM-DD	逻辑计算
4.10	现病史	首发临床表现	文本	逻辑计算
4.11	现病史	首发病程	相对时间	逻辑计算
4.12	既往史	入院日期	YYYY-MM-DD	映射
4.13	既往史	既往史	文本	映射
4.14	既往史	是否有手术史	是,否	结构化
4.15	既往史	是否有传染病史	是,否	结构化
4.16	既往史	既往传染病名称	文本	结构化 + 归一
4.17	既往史	是否有过敏史	是,否	结构化
4.18	既往史	过敏原名称	文本	结构化 + 归一
4.19	既往史	是否有输血史	是,否	结构化
4.20	既往史	是否有外伤史	是,否	结构化
4.21	既往史	是否有高血压	是,否	结构化
4.22	既往史	是否有糖尿病	是,否	结构化
4.23	既往史	是否有冠心病	是,否	结构化
4.24	既往史	是否有肝炎	是,否	结构化
4.25	既往史	是否有结核	是,否	结构化
4.26	既往史	既往疾病名称	文本	结构化 + 归一
4.27	既往史	是否有血液病史	是,否	结构化
4.28	既往史	血液病名称	文本	结构化 + 归一
4.29	既往史	是否心功能不全	是,否	结构化
4.30	既往史	是否肝功能不全	是,否	结构化

序号	子模块	数据元名称	值域 / 数据类型	数据加工类型
4.31	既往史	是否肾功能不全	是,否	结构化
4.32	既往史	是否有放疗史	是,否	结构化
4.33	既往史	是否有化疗史	是,否	结构化
4.34	个人史	入院日期	YYYY-MM-DD	映射
4.35	个人史	个人史	文本	映射
4.36	个人史	是否有毒物接触史	是,否	结构化
4.37	个人史	是否有疫区接触史	是,否	结构化
4.38	个人史	是否有放射性物质接触史	是,否	结构化
4.39	个人史	是否有化学毒物接触史	是,否	结构化
4.40	个人史	是否吸烟	是,否	结构化
4.41	个人史	日吸烟量(支/d)	数值	结构化
4.42	个人史	烟龄(年)	数值	结构化
4.43	个人史	是否戒烟	是,否	结构化
4.44	个人史	戒烟年数(年)	数值	结构化
4.45	个人史	是否饮酒	是,否	结构化
4.46	个人史	日饮酒量(g/d)	数值	结构化
4.47	个人史	酒龄(年)	数值	结构化
4.48	个人史	是否戒酒	是,否	结构化

序号	子模块	数据元名称	值域 / 数据类型	数据加工类型
4.49	个人史	戒酒年数(年)	数值	结构化
4.50	家族史	入院日期	YYYY-MM-DD	映射
4.51	家族史	家族史	文本	映射
4.52	家族史	是否有疾病家族史	是,否	结构化
4.53	家族史	疾病家族史信息.疾病名称	文本	结构化 + 归一
4.54	家族史	疾病家族史信息.亲属关系	文本	结构化 + 归一
4.55	家族史	是否有血液病家族史	是,否	结构化
4.56	家族史	血液病家族史.疾病名称	文本	结构化 + 归一
4.57	家族史	血液病家族史.患病年龄(岁)	数值	结构化
4.58	家族史	血液病家族史.亲属关系	文本	结构化 + 归一
4.59	家族史	是否有遗传病家族史	是,否	结构化
4.60	家族史	遗传病家族史.疾病名称	文本	结构化 + 归一
4.61	家族史	遗传病家族史.患病年龄(岁)	数值	结构化
4.62	家族史	遗传病家族史.亲属关系	文本	结构化 + 归一
4.63	月经婚育史	入院日期	YYYY-MM-DD	映射
4.64	月经婚育史	月经初潮年龄(岁)	数值	结构化
4.65	月经婚育史	经期最长天数(d)	数值	结构化
4.66	月经婚育史	经期最短天数(d)	数值	结构化

序号	子模块	数据元名称	值域/数据类型	数据加工类型
4.67	月经婚育史	是否痛经	是,否	结构化
4.68	月经婚育史	月经是否规律	是,否	结构化
4.69	月经婚育史	末次月经日期	YYYY-MM-DD	结构化
4.70	月经婚育史	是否绝经	是,否	结构化
4.71	月经婚育史	绝经年龄(岁)	数值	结构化
4.72	月经婚育史	流产次数(次)	数值	结构化
4.73	月经婚育史	生育个数(个)	数值	结构化
4.74	月经婚育史	活胎次数(次)	数值	结构化
4.75	月经婚育史	怀孕次数(次)	数值	结构化

5. 体格检查

模块名称	参考标准
5. 体格检查	国家卫生行业标准 WS445.10-2014 电子病历入院记录[16] The 2016 revision of the World Health Organization classification of lymphoid neoplasms[12] NCCN Clinical Practice Guidelines in Oncology：Chronic Lymphocytic Leukemia/Small Lymphocytic Lymphoma（Version 4.2020）[13] NCCN Clinical Practice Guidelines in Oncology：B-cell Lymphomas（Version 3.2019）[14] NCCN Clinical Practice Guidelines in Oncology：T-cell Lymphomas（Version 2.2018）[15]

序号	子模块	数据元名称	值域 / 数据类型	数据加工类型
5.1	体格检查	检查日期	YYYY-MM-DD	映射
5.2	体格检查	体格检查	文本	映射
5.3	体格检查	入院体温（℃）	数值	结构化
5.4	体格检查	入院收缩压（mmHg）	数值	结构化
5.5	体格检查	入院舒张压（mmHg）	数值	结构化
5.6	体格检查	入院脉压（mmHg）	数值	结构化
5.7	体格检查	入院呼吸频率（次 /min）	数值	结构化
5.8	体格检查	入院脉率（次 /min）	数值	结构化

序号	子模块	数据元名称	值域 / 数据类型	数据加工类型
5.9	体格检查	入院心率（次 /min）	数值	结构化
5.10	体格检查	入院身高（cm）	数值	结构化
5.11	体格检查	入院体重（kg）	数值	结构化
5.12	体格检查	入院体重指数（BMI）	数值	逻辑计算
5.13	体格检查	入院体表面积（BSA）	数值	逻辑计算
5.14	体格检查	是否淋巴结肿大	是,否	结构化
5.15	体格检查	是否皮肤黏膜苍白	是,否	结构化
5.16	体格检查	是否脾大	是,否	结构化
5.17	体格检查	是否肝大	是,否	结构化
5.18	体格检查	淋巴结肿大部位	文本	结构化 + 归一
5.19	体格检查	是否有淋巴结压痛	是,否	结构化
5.20	体格检查	淋巴结压痛部位	文本	结构化 + 归一
5.21	体格检查	淋巴结边界	文本	结构化 + 归一
5.22	体格检查	淋巴结活动度	文本	结构化 + 归一
5.23	体格检查	淋巴结硬度	文本	结构化 + 归一
5.24	体格检查	苍白部位	文本	结构化 + 归一
5.25	专科检查	检查日期	YYYY-MM-DD	映射
5.26	专科检查	专科检查	文本	映射

5.

体格检查

序号	子模块	数据元名称	值域/数据类型	数据加工类型
5.27	专科检查	是否有胸骨压痛	是,否	结构化
5.28	专科检查	是否有皮肤黏膜出血征	是,否	结构化
5.29	专科检查	是否有皮疹	是,否	结构化
5.30	专科检查	是否有贫血貌	是,否	结构化
5.31	专科检查	是否有巩膜黄染	是,否	结构化
5.32	专科检查	是否有皮肤黄染	是,否	结构化
5.33	专科检查	是否有水肿	是,否	结构化
5.34	专科检查	水肿部位	文本	结构化+归一
5.35	专科检查	是否有压痛	是,否	结构化
5.36	专科检查	压痛部位	文本	结构化+归一
5.37	专科检查	是否有叩击痛	是,否	结构化
5.38	专科检查	叩击痛部位	文本	结构化+归一
5.39	专科检查	是否有巨舌	是,否	结构化
5.40	专科检查	是否牙龈肿胀	是,否	结构化
5.41	专科检查	是否口腔溃疡	是,否	结构化
5.42	专科检查	是否视网膜出血/血管扩张	是,否	结构化
5.43	专科检查	是否视网膜渗出/结节	是,否	结构化
5.44	专科检查	是否有腹部肿块	是,否	结构化
5.45	专科检查	是否有睾丸肿大	是,否	结构化

序号	子模块	数据元名称	值域/数据类型	数据加工类型
5.46	专科检查	是否中枢神经浸润	是,否	结构化
5.47	专科检查	是否眼部浸润	是,否	结构化
5.48	专科检查	是否淋巴结浸润	是,否	结构化
5.49	专科检查	是否骨骼和关节浸润	是,否	结构化
5.50	专科检查	是否口腔浸润	是,否	结构化
5.51	专科检查	是否皮肤浸润	是,否	结构化
5.52	专科检查	是否睾丸浸润	是,否	结构化
5.53	专科检查	其他浸润部位	文本	结构化+归一
5.54	生命体征	检查日期	YYYY-MM-DD	映射
5.55	生命体征	体温(℃)	数值	映射
5.56	生命体征	收缩压(mmHg)	数值	映射
5.57	生命体征	舒张压(mmHg)	数值	映射
5.58	生命体征	脉压(mmHg)	数值	映射
5.59	生命体征	呼吸频率(次/min)	数值	映射
5.60	生命体征	脉率(次/min)	数值	映射
5.61	生命体征	心率(次/min)	数值	映射
5.62	生命体征	血氧饱和度(%)	数值	映射
5.63	生命体征	身高(cm)	数值	映射
5.64	生命体征	体重(kg)	数值	映射

5.
体格检查

序号	子模块	数据元名称	值域 / 数据类型	数据加工类型
5.65	生命体征	体重指数（BMI）	数值	逻辑计算
5.66	生命体征	体表面积（BSA）	数值	逻辑计算
5.67	身体状况评价	评价时间	YYYY-MM-DD	映射
5.68	身体状况评价	KPS 评分	数值	结构化
5.69	身体状况评价	ECOG 评分	数值	结构化

5.
体格检查

6. 诊断

模块名称	参考标准
6. 诊断	The 2016 revision of the World Health Organization classification of lymphoid neoplasms [12] NCCN Clinical Practice Guidelines in Oncology：Chronic Lymphocytic Leukemia/Small Lymphocytic Lymphoma（Version 4.2020）[13] NCCN Clinical Practice Guidelines in Oncology：B-cell Lymphomas（Version 3.2019）[14] NCCN Clinical Practice Guidelines in Oncology：T-cell Lymphomas（Version 2.2018）[15]

序号	子模块	数据元名称	值域/数据类型	数据加工类型
6.1	全部诊断	诊断时间	YYYY-MM-DD	映射
6.2	全部诊断	诊断名称	文本	映射
6.3	全部诊断	ICD10 诊断名称	文本	映射
6.4	全部诊断	ICD10 诊断编码	文本	映射
6.5	全部诊断	诊断顺位	数值	映射
6.6	全部诊断	诊断来源	门诊,急诊,入院,出院	映射
6.7	淋巴瘤诊断	诊断时间	YYYY-MM-DD	映射

序号	子模块	数据元名称	值域 / 数据类型	数据加工类型
6.8	淋巴瘤诊断	诊断名称	文本	映射
6.9	淋巴瘤诊断	ICD10 诊断名称	文本	映射
6.10	淋巴瘤诊断	ICD10 诊断编码	文本	映射
6.11	淋巴瘤诊断	轻链分型	κ,λ	结构化 + 归一
6.12	淋巴瘤诊断	免疫球蛋白分型	IgG 型、IgD 型、IgA 型、IgE 型、IgM 型、轻链型、双克隆型、不分泌型	结构化 + 归一
6.13	淋巴瘤诊断	弥漫大 B 细胞淋巴瘤分型	GCB,non-GCB	结构化
6.14	淋巴瘤诊断	AnnArbor 分期	Ⅰ期,ⅠE 期,Ⅱ期,ⅡE 期,Ⅲ期,Ⅳ期,A/B,S,X	结构化 + 归一
6.15	淋巴瘤诊断	Rai 分期	0,1,2,3,4	结构化 + 归一
6.16	淋巴瘤诊断	Binet 分期	A 期,B 期,C 期	结构化 + 归一
6.17	淋巴瘤诊断	Lugano 分期	Ⅰ期,Ⅱ期,Ⅲ期,Ⅳ期	结构化 + 归一
6.18	淋巴瘤诊断	TNMB 分期	0,1,2,3,4,x	结构化 + 归一
6.19	淋巴瘤诊断	IPI 评分	数值	结构化 + 归一
6.20	淋巴瘤诊断	aaIPI 评分	数值	结构化 + 归一
6.21	淋巴瘤诊断	NCCN-IPI 评分	数值	结构化 + 归一
6.22	淋巴瘤诊断	CLL-IPI 评分	数值	结构化 + 归一
6.23	淋巴瘤诊断	ISSWM 评分	数值	结构化 + 归一
6.24	淋巴瘤诊断	PIT 评分	数值	结构化 + 归一
6.25	淋巴瘤诊断	FL-IPI 评分	数值	结构化 + 归一

6.
诊断

序号	子模块	数据元名称	值域 / 数据类型	数据加工类型
6.26	淋巴瘤诊断	FL-IPI2 评分	数值	结构化 + 归一
6.27	淋巴瘤诊断	CNS-IPI 评分	数值	结构化 + 归一
6.28	淋巴瘤诊断	MIPI 评分	数值	结构化 + 归一
6.29	淋巴瘤诊断	c-MIPI 分组	低危、低中危、高中危、高危	结构化 + 归一

6.
诊
断

7. 淋巴瘤 MICM 检查

模块名称	参考标准
7. 淋巴瘤 MICM 检查	The 2016 revision of the World Health Organization classification of lymphoid neoplasms[12] NCCN Clinical Practice Guidelines in Oncology：Chronic Lymphocytic Leukemia/Small Lymphocytic Lymphoma（Version 4.2020）[13] NCCN Clinical Practice Guidelines in Oncology：B-cell Lymphomas（Version 3.2019）[14] NCCN Clinical Practice Guidelines in Oncology：T-cell Lymphomas（Version 2.2018）[15]

序号	子模块	数据元名称	值域 / 数据类型	数据加工类型
7.1	细胞形态学	检查日期	YYYY-MM-DD	映射
7.2	细胞形态学	标本类型	骨髓,外周血,其他	映射
7.3	细胞形态学	特征描述	文本	映射
7.4	细胞形态学	结论	文本	映射
7.5	细胞形态学	细胞名称	粒细胞系统,红细胞系统,淋巴细胞系统(幼稚淋巴细胞,大颗粒淋巴细胞),单核细胞系统,浆细胞系统,巨核细胞系统,其他细胞	结构化 + 归一
7.6	细胞形态学	定量结果	数值	映射

序号	子模块	数据元名称	值域/数据类型	数据加工类型
7.7	细胞形态学	是否侵犯骨髓	是,否	结构化
7.8	细胞形态学	淋巴细胞比例	数值	结构化
7.9	细胞形态学	异常淋巴细胞描述	文本	结构化
7.10	细胞形态学	异常淋巴细胞比例	数值	结构化
7.11	流式细胞术检验	检查日期	YYYY-MM-DD	映射
7.12	流式细胞术检测	结论	是,否	映射
7.13	流式细胞术检测	淋巴瘤细胞占有核细胞	数值	映射
7.14	流式细胞术检测	淋巴瘤细胞免疫表型	文本	映射
7.15	免疫细胞分型	检查日期	YYYY-MM-DD	映射
7.16	免疫细胞分型	标本类型	骨髓,外周血,脑脊液,淋巴结,其他	映射
7.17	免疫细胞分型	检验套餐名称	文本	映射
7.18	免疫细胞分型	检测结果	文本	映射
7.19	免疫细胞分型	检测结论	文本	映射
7.20	免疫细胞分型	细胞比例(%)	数值	结构化
7.21	免疫细胞分型	检查日期	YYYY-MM-DD	映射
7.22	免疫细胞分型	抗原表型	BCL-2、CD1a、CD1c、CD2、CD3、c/sCD3、CD4、CD5、CD7、CD8、CD19、CD20、CD22、CD23、CD24、CD25、CD56、CD57、CD59、cCD79a、CD79b、CD80、CD81、CD83、CD86、CD90、CD94、CD96、CD97、CD99、CD103、CD123、CD200、CD16、FMC7、sIgM、sIgD、CD43 等	映射
7.23	免疫细胞分型	检测结果定性	表达,部分表达,不表达	结构化+归一
7.24	免疫细胞分型	检测结果定量	数值	映射

序号	子模块	数据元名称	值域 / 数据类型	数据加工类型
7.25	活细胞染色体核型分析	检查日期	YYYY-MM-DD	映射
7.26	活细胞染色体核型分析	标本类型	骨髓,外周血,脑脊液,淋巴结,其他	映射
7.27	活细胞染色体核型分析	核型结果	文本	映射
7.28	活细胞染色体核型分析	结论	文本	映射
7.29	荧光原位杂交(FISH)检测	检查日期	YYYY-MM-DD	映射
7.30	荧光原位杂交(FISH)检测	标本类型	骨髓,外周血,脑脊液,淋巴结,其他	映射
7.31	荧光原位杂交(FISH)检测	描述	文本	映射
7.32	荧光原位杂交(FISH)检测	意义	文本	映射
7.33	荧光原位杂交(FISH)检测	结论	文本	映射
7.34	基因重排检测	检查日期	YYYY-MM-DD	映射
7.35	基因重排检测	标本类型及部位	骨髓,外周血,脑脊液,淋巴结,其他	映射
7.36	基因重排检测	结论	文本	映射
7.37	基因检测	检查日期	YYYY-MM-DD	映射
7.38	基因检测	标本类型及部位	骨髓,外周血,脑脊液,淋巴结,其他	映射
7.39	基因检测	突变基因名称	文本	映射
7.40	基因检测	突变基因转录本 ID	文本	映射
7.41	基因检测	突变位置	文本	映射
7.42	基因检测	核苷酸改变	文本	映射
7.43	基因检测	氨基酸改变	文本	映射
7.44	基因检测	突变频率	数值	映射
7.45	基因检测	意义	文本	映射
7.46	微小残留病变	检查日期	YYYY-MM-DD	映射

序号	子模块	数据元名称	值域／数据类型	数据加工类型
7.47	微小残留病变	标本类型	骨髓,外周血,脑脊液,淋巴结,其他	映射
7.48	微小残留病变	检验套餐名称	文本	映射
7.49	微小残留病变	检测结果	文本	映射
7.50	微小残留病变	检测结论	文本	映射
7.51	微小残留病变	细胞比例(%)	数值	结构化
7.52	微小残留病变	检查日期	YYYY-MM-DD	映射
7.53	微小残留病变	抗原表型	BCL-2、CD1a、CD1c、CD2、CD3、c/sCD3、CD4、CD5、CD7、CD8、CD19、CD20、CD22、CD23、CD24、CD25、CD56、CD57、CD59、cCD79a、CD79b、CD80、CD81、CD83、CD86、CD90、CD94、CD96、CD97、CD99、CD103、CD123、CD200、CD16、FMC7、sIgM、sIgD、CD43 等	映射
7.54	微小残留病变	检测结果定性	表达,部分表达,不表达	结构化＋归一
7.55	微小残留病变	检测结果定量	数值	映射

8. 实验室检验

模块名称	参考标准
8. 实验室检验	国家卫生行业标准 WS445.10-2014 电子病历检验检查记录[17] 观测指标标识符逻辑命名与编码系统 LOINC[7] The 2016 revision of the World Health Organization classification of lymphoid neoplasms[12] NCCN Clinical Practice Guidelines in Oncology：Chronic Lymphocytic Leukemia/Small Lymphocytic Lymphoma（Version 4.2020）[13] NCCN Clinical Practice Guidelines in Oncology：B-cell Lymphomas（Version 3.2019）[14] NCCN Clinical Practice Guidelines in Oncology：T-cell Lymphomas（Version 2.2018）[15]

序号	数据元名称	值域 / 数据类型	数据加工类型
8.1	检验日期	YYYY-MM-DD	映射
8.2	检验项目名称	文本	映射
8.3	检验定性结果	文本	映射
8.4	检验定量结果	数值	映射
8.5	检验定量结果单位	文本	映射
8.6	检验结论	文本	映射

检验项目	
分类或套餐名称	检验项目
血常规	白细胞(WBC)
血常规	淋巴细胞绝对值(Lymph#)
血常规	淋巴细胞百分比(Lymph%)
血常规	单核细胞绝对值(Mono#)
血常规	单核细胞百分比(Mono%)
血常规	中性粒细胞绝对值(Neut#)
血常规	中性粒细胞百分比(Neut%)
血常规	嗜碱性粒细胞绝对值(Baso#)
血常规	嗜碱性粒细胞百分比(Baso%)
血常规	嗜酸性粒细胞绝对值(Eos#)
血常规	嗜酸性粒细胞百分比(Eos%)
血常规	红细胞(RBC)
血常规	血红蛋白(Hb)
血常规	红细胞比容(Hct)
血常规	平均红细胞体积(MCV)
血常规	平均红细胞血红蛋白量(MCH)
血常规	平均红细胞血红蛋白浓度(MCHC)
血常规	血小板计数(PLT)
血常规	红细胞体积分布宽度(RDW-CV)
血常规	红细胞体积分布宽度(RDW-SD)

检验项目	
分类或套餐名称	检验项目
血常规	平均血小板体积（MPV）
血常规	血小板比容
血常规	血小板分布宽度（PDW）
血常规	大血小板比率（P-LCR）
网织红细胞检查	网织红细胞计数（RET）
网织红细胞检查	网织红细胞百分比（RET%）
网织红细胞检查	未成熟网织红细胞指数（IRF）
网织红细胞检查	低荧光强度网织红细胞百分比（LFR%）
网织红细胞检查	中荧光强度网织红细胞百分比（MFR%）
网织红细胞检查	高荧光强度网织红细胞百分比（HFR%）
网织红细胞检查	网织红细胞血红蛋白含量（RET-He）
血生化	丙氨酸氨基转移酶（ALT）
血生化	天门冬氨酸氨基转移酶（AST）
血生化	谷草转氨酶谷丙转氨酶比（AST/ALT）
血生化	γ- 谷氨酰基转移酶（GGT）
血生化	总胆红素（TBIL）
血生化	直接胆红素（DBIL）
血生化	间接胆红素（IBIL）
血生化	总蛋白（TP）
血生化	白蛋白（ALB）

8. 实验室检验

检验项目	
分类或套餐名称	检验项目
血生化	球蛋白(GLB)
血生化	白蛋白 / 球蛋白比值(A/G)
血生化	总胆汁酸(TBA)
血生化	前白蛋白(PA)
血生化	肌酐(Crea)
血生化	尿素(Urea)
血生化	尿酸(UA)
血生化	胆固醇(TC)
血生化	甘油三酯(TG)
血生化	高密度脂蛋白胆固醇(HDL-C)
血生化	低密度脂蛋白胆固醇(LDL-C)
血生化	脂蛋白 a(LPa)
血生化	载脂蛋白 A I(apoA I)
血生化	载脂蛋白 B(apoB)
血生化	B 型钠尿肽(BNP)
血生化	N 端 -B 型钠尿肽前体(NT-ProBNP)
血生化	肌红蛋白(Mb)
血生化	肌钙蛋白 I(cTnI)
血生化	同型半胱氨酸(HCY)
血生化	肌酸激酶同工酶(CK-MB)

检验项目	
分类或套餐名称	检验项目
血生化	钾离子(K^+)
血生化	钠（Na）
血生化	氯离子(Cl^-)
血生化	钙（Ca）
血生化	磷（P）
血生化	镁（Mg）
血生化	乳酸脱氢酶（LDH）
血生化	碱性磷酸酶（ALP）
血生化	葡萄糖（Glu）
血生化	肌酐清除率（CCr）
血生化	α-羟丁酸脱氢酶（α-HBDH）
肿瘤标志物	癌胚抗原（CEA）
肿瘤标志物	甲胎蛋白（AFP）
肿瘤标志物	糖类抗原 CA125
肿瘤标志物	糖类抗原 CA19-9
肿瘤标志物	糖类抗原 CA15-3
肿瘤标志物	总前列腺特异性抗原（TPSA）
肿瘤标志物	游离与总前列腺特异性抗原比值（F/T）
病毒相关检查	单纯疱疹病毒抗体-Ⅰ型 IgG 测定（HSV-Ⅰ-IgG）
病毒相关检查	单纯疱疹病毒Ⅱ型抗体 IgG（HSV-Ⅱ-IgG）
病毒相关检查	单纯疱疹病毒抗体-Ⅰ型 IgM 测定（HSV-Ⅰ-IgM）

8.
实验室检验

检验项目	
分类或套餐名称	检验项目
病毒相关检查	单纯疱疹病毒Ⅱ型抗体 IgM（HSV-Ⅱ-IgM）
病毒相关检查	巨细胞病毒 IgG 抗体测定（CMV-IgG）
病毒相关检查	巨细胞病毒 IgM 抗体测定（CMV-IgM）
病毒相关检查	乙型肝炎表面抗原（HBsAg）
病毒相关检查	乙型肝炎表面抗体（HBsAb）
病毒相关检查	乙型肝炎 e 抗原（HBeAg）
病毒相关检查	乙型肝炎 e 抗体（HBeAb）
病毒相关检查	乙型肝炎病毒核心抗体（HBV-cAb）
病毒相关检查	丙型肝炎抗体（抗 HCV）
病毒相关检查	人类免疫缺陷病毒（HIV）
病毒相关检查	Epstein-Barr 病毒脱氧核糖核酸（EBV-DNA）（定量）
病毒相关检查	人 T 细胞白血病病毒抗体（HTLV-Ab）
病毒相关检查	巨细胞病毒 DNA（CMV-DNA）
C 反应蛋白	C 反应蛋白（CRP）
C 反应蛋白	超敏 C 反应蛋白（hs-CRP）
感染标志物检查	降钙素原（PCT）
感染标志物检查	半乳糖甘露聚糖（GM 试验）
感染标志物检查	内毒素
感染标志物检查	1-3-β-D 葡聚糖（G 试验）
感染标志物检查	抗链球菌溶血素 O（ASO）
细胞因子检查	白细胞介素 -1β（IL-1β）

检验项目	
分类或套餐名称	检验项目
细胞因子检查	白细胞介素 -2(IL-2)
细胞因子检查	白细胞介素 -4(IL-4)
细胞因子检查	白细胞介素 -5(IL-5)
细胞因子检查	白细胞介素 -6(IL-6)
细胞因子检查	白细胞介素 -8(IL-8)
细胞因子检查	白细胞介素 -10(IL-10)
细胞因子检查	白细胞介素 -12P70(IL-12P70)
细胞因子检查	白细胞介素 -15(IL-15)
细胞因子检查	白细胞介素 -17(IL-17)
细胞因子检查	γ- 干扰素(IFN-γ)
细胞因子检查	α- 干扰素(IFN-α)
细胞因子检查	肿瘤坏死因子 α(TNF-α)
凝血检查	凝血酶时间(TT)
凝血检查	凝血酶原时间(PT)
凝血检查	活化部分凝血活酶时间(APTT)
凝血检查	凝血酶原国际标准化比值(PT-INR)
凝血检查	抗凝血酶Ⅲ活性(ATⅢ:A)- 静脉血
凝血检查	纤维蛋白原降解产物(FDP)
凝血检查	纤维蛋白原(Fbg)
凝血检查	D- 二聚体(D-Dimer)

8.
实验室检验

检验项目	
分类或套餐名称	检验项目
脑脊液检测	颜色
脑脊液检测	透明度
脑脊液检测	凝块
脑脊液检测	蛋白质定性
脑脊液检测	糖定性
脑脊液检测	细胞计数
脑脊液检测	细菌
脑脊液检测	红细胞
脑脊液检测	白细胞
脑脊液检测	白细胞分类单个核
脑脊液检测	白细胞分类多个核
脑脊液检测	脑脊液蛋白
β2 微球蛋白检测	β2 微球蛋白检测
免疫球蛋白定量	IgA
免疫球蛋白定量	IgG
免疫球蛋白定量	IgM
免疫球蛋白定量	IgE
免疫球蛋白定量	补体 C3
免疫球蛋白定量	补体 C4
血清免疫固定电泳	IgG

8.
实验室检验

检验项目	
分类或套餐名称	**检验项目**
血清免疫固定电泳	IgM
血清免疫固定电泳	IgA
血清免疫固定电泳	IgE
血清免疫固定电泳	KAP
血清免疫固定电泳	Lam
血清免疫固定电泳	K：L
血清游离轻链	K-FLC
血清游离轻链	L-FLC
血清游离轻链	rFLC
血清游离轻链	dFLC
血清蛋白电泳	m 片段
流式 TCRVβ 检测	24 个 T 细胞抗原受体 TCR-Vβ 亚家族总和
流式 TCRVβ 检测	T 细胞抗原受体 TCR-Vβ16
流式 TCRVβ 检测	T 细胞抗原受体 TCR-Vβ23
流式 TCRVβ 检测	T 细胞抗原受体 TCR-Vβ22
流式 TCRVβ 检测	T 细胞抗原受体 TCR-Vβ3
流式 TCRVβ 检测	T 细胞抗原受体 TCR-Vβ13.1
流式 TCRVβ 检测	T 细胞抗原受体 TCR-Vβ18
流式 TCRVβ 检测	T 细胞抗原受体 TCR-Vβ7.1
流式 TCRVβ 检测	T 细胞抗原受体 TCR-Vβ17

8.
实验室检验

分类或套餐名称	检验项目
	检验项目
流式 TCRVβ 检测	T 细胞抗原受体 TCR-Vβ2
流式 TCRVβ 检测	T 细胞抗原受体 TCR-Vβ12
流式 TCRVβ 检测	T 细胞抗原受体 TCR-Vβ9
流式 TCRVβ 检测	T 细胞抗原受体 TCR-Vβ5.2
流式 TCRVβ 检测	T 细胞抗原受体 TCR-Vβ13.6
流式 TCRVβ 检测	T 细胞抗原受体 TCR-Vβ5.3
流式 TCRVβ 检测	T 细胞抗原受体 TCR-Vβ1
流式 TCRVβ 检测	T 细胞抗原受体 TCR-Vβ21.3
流式 TCRVβ 检测	T 细胞抗原受体 TCR-Vβ4
流式 TCRVβ 检测	T 细胞抗原受体 TCR-Vβ20
流式 TCRVβ 检测	T 细胞抗原受体 TCR-Vβ14
流式 TCRVβ 检测	T 细胞抗原受体 TCR-Vβ5.1
流式 TCRVβ 检测	T 细胞抗原受体 TCR-Vβ11
流式 TCRVβ 检测	T 细胞抗原受体 TCR-Vβ7.2
流式 TCRVβ 检测	T 细胞抗原受体 TCR-Vβ8
流式 TCRVβ 检测	T 细胞抗原受体 TCR-Vβ13.2
淋巴细胞亚群	淋巴细胞占有核细胞
淋巴细胞亚群	$CD3^+T$ 细胞占淋巴细胞
淋巴细胞亚群	$CD3^-CD16/CD56^+NK$ 细胞占淋巴细胞
淋巴细胞亚群	$CD3^-CD16/CD56^+NK$ 样 T 细胞占淋巴细胞

检验项目	
分类或套餐名称	检验项目
淋巴细胞亚群	CD3$^+$CD4$^+$T 细胞占淋巴细胞
淋巴细胞亚群	CD3$^+$CD8$^+$T 细胞占淋巴细胞
淋巴细胞亚群	CD19$^+$B 细胞占淋巴细胞
淋巴细胞亚群	Treg 占 CD4$^+$ 淋巴细胞
淋巴细胞亚群	文本
IgH 体细胞高突变分析	IgH 体细胞高突变分析
库姆试验	文本
溶血试验	文本
冷凝集素试验	文本
其他检验	铁蛋白(Ferr)
其他检验	NK 细胞活性
其他检验	可溶性 CD25
其他检验	血管内皮生长因子(VEGF)
其他检验	文本

8.
实验室检验

9. 物理检查

模块名称	参考标准
9. 物理检查	国家卫生行业标准 WS445.10-2014 电子病历检验检查记录[17] The 2016 revision of the World Health Organization classification of lymphoid neoplasms[12] NCCN Clinical Practice Guidelines in Oncology：Chronic Lymphocytic Leukemia/Small Lymphocytic Lymphoma（Version 4.2020）[13] NCCN Clinical Practice Guidelines in Oncology：B-cell Lymphomas（Version 3.2019）[14] NCCN Clinical Practice Guidelines in Oncology：T-cell Lymphomas（Version 2.2018）[15]

序号	子模块	数据元名称	值域 / 数据类型	数据加工类型
9.1	X 线检查	检查日期	YYYY-MM-DD	映射
9.2	X 线检查	检查名称	文本	映射
9.3	X 线检查	检查部位	文本	映射
9.4	X 线检查	检查所见	文本	映射
9.5	X 线检查	检查结论	文本	映射
9.6	超声检查	检查日期	YYYY-MM-DD	映射
9.7	超声检查	检查名称	文本	映射
9.8	超声检查	检查部位	文本	映射

序号	子模块	数据元名称	值域/数据类型	数据加工类型
9.9	超声检查	检查所见	文本	映射
9.10	超声检查	检查结论	文本	映射
9.11	超声检查	是否淋巴结肿大	是,否	结构化
9.12	超声检查	淋巴结部位	文本	结构化+归一
9.13	超声检查	淋巴结长径(mm)	数值	结构化
9.14	超声检查	淋巴结短径(mm)	数值	结构化
9.15	超声检查	淋巴结最大直径(mm)	数值	结构化
9.16	腹部超声检查	检查日期	YYYY-MM-DD	映射
9.17	腹部超声检查	检查名称	文本	映射
9.18	腹部超声检查	检查部位	文本	映射
9.19	腹部超声检查	检查所见	文本	映射
9.20	腹部超声检查	检查结论	文本	映射
9.21	PET-CT 检查	检查日期	YYYY-MM-DD	映射
9.22	PET-CT 检查	检查部位	文本	映射
9.23	PET-CT 检查	检查所见	文本	映射
9.24	PET-CT 检查	检查结论	文本	映射
9.25	PET-CT 检查	是否有肿瘤累及	是,否	结构化+归一
9.26	PET-CT 检查	肿瘤累及部位	文本	结构化+归一
9.27	PET-CT 检查	FDG 异常增高摄取部位	文本	结构化+归一
9.28	PET-CT 检查	FDG 异常增高摄取值(SUVmax)	数值	结构化
9.29	PET-CT 检查	纵隔血池 SUVmax	数值	结构化
9.30	PET-CT 检查	肝血池 SUVmax	数值	结构化

9.
物理检查

序号	子模块	数据元名称	值域 / 数据类型	数据加工类型
9.31	PET-CT 检查	Deauville 评分	1分,2分,3分,4分,5分	结构化
9.32	CT 检查	检查日期	YYYY-MM-DD	映射
9.33	CT 检查	检查部位	文本	映射
9.34	CT 检查	检查所见	文本	映射
9.35	CT 检查	检查结论	文本	映射
9.36	CT 检查	是否有淋巴结肿大	是,否	结构化 + 归一
9.37	CT 检查	淋巴结肿大部位	文本	结构化 + 归一
9.38	CT 检查	淋巴结长径(mm)	数值	结构化
9.39	CT 检查	淋巴结宽径(mm)	数值	结构化
9.40	CT 检查	淋巴结最大直径(mm)	数值	结构化
9.41	CT 检查	是否肝肿大	是,否	结构化 + 归一
9.42	CT 检查	是否脾肿大	是,否	结构化 + 归一
9.43	CT 检查	肝上界(mm)	数值	结构化 + 归一
9.44	CT 检查	肝肋下距离(mm)	数值	结构化 + 归一
9.45	CT 检查	肝右叶最大斜径(mm)	数值	结构化 + 归一
9.46	CT 检查	脾脏长度(mm)	数值	结构化 + 归一
9.47	CT 检查	脾脏厚径(mm)	数值	结构化 + 归一
9.48	CT 检查	脾脏面积指数(mm^2)	数值	结构化 + 归一
9.49	MRI 检查	检查日期	YYYY-MM-DD	映射
9.50	MRI 检查	检查名称	文本	映射
9.51	MRI 检查	检查部位	文本	映射
9.52	MRI 检查	检查所见	文本	映射

序号	子模块	数据元名称	值域／数据类型	数据加工类型
9.53	MRI 检查	检查结论	文本	映射
9.54	心脏超声检查	检查日期	YYYY-MM-DD	映射
9.55	心脏超声检查	检查名称	文本	映射
9.56	心脏超声检查	检查部位	文本	映射
9.57	心脏超声检查	检查所见	文本	映射
9.58	心脏超声检查	检查结论	文本	映射
9.59	心脏超声检查	射血分数（%）	数值	结构化
9.60	心脏超声检查	室间隔厚度（mm）	数值	结构化
9.61	心电图检查	检查日期	YYYY-MM-DD	映射
9.62	心电图检查	检查名称	文本	映射
9.63	心电图检查	检查部位	文本	映射
9.64	心电图检查	检查所见	文本	映射
9.65	心电图检查	检查结论	文本	映射
9.66	心电图检查	QTc 间期（ms）	数值	结构化
9.67	其他检查	检查日期	YYYY-MM-DD	映射
9.68	其他检查	检查名称	文本	映射
9.69	其他检查	检查部位	文本	映射
9.70	其他检查	检查所见	文本	映射
9.71	其他检查	检查结论	文本	映射

9.
物理检查

10. 病理检查

模块名称	参考标准
10. 病理检查	国家卫生行业标准 WS445.10-2014 电子病历检验检查记录[17] The 2016 revision of the World Health Organization classification of lymphoid neoplasms [12] NCCN Clinical Practice Guidelines in Oncology：Chronic Lymphocytic Leukemia/Small Lymphocytic Lymphoma（Version 4.2020）[13] NCCN Clinical Practice Guidelines in Oncology：B-cell Lymphomas（Version 3.2019）[14] NCCN Clinical Practice Guidelines in Oncology：T-cell Lymphomas（Version 2.2018）[15]

序号	子模块	数据元名称	值域 / 数据类型	数据加工类型
10.1	活检病理	检查日期	YYYY-MM-DD	映射
10.2	活检病理	取材部位	文本	映射
10.3	活检病理	检查所见	文本	映射
10.4	活检病理	病理结论	文本	映射
10.5	活检病理	抗原名称	CD2、CD5、CD7、CD10、MUM1、CD56、CD3、Ki67、TIA1、CD15、CD21、CD23、CD30、CD20、PAX5、CD5、CD4、CD8、CD38、CD138、CCND1、MYC、BCL2、BCL-6、P53、perforin、Gram-B、ALK、Kappa、Lambda 等	结构化 + 归一
10.6	活检病理	定性结果	阳性, 阴性	结构化

序号	子模块	数据元名称	值域/数据类型	数据加工类型
10.7	活检病理	C-myc 阳性率	数值	结构化
10.8	活检病理	Ki-67 阳性率	数值	结构化
10.9	活检病理	P53 阳性率	数值	结构化
10.10	活检病理	BCL-2 阳性率	数值	结构化
10.11	活检病理	BCL-6 阳性率	数值	结构化
10.12	活检病理	MUM1 阳性率	数值	结构化
10.13	活检病理	原位杂交(EBER)	阳性,阴性	结构化
10.14	骨髓活检病理	检查日期	YYYY-MM-DD	映射
10.15	骨髓活检病理	取材部位	文本	映射
10.16	骨髓活检病理	检查所见	文本	映射
10.17	骨髓活检病理	病理结论	文本	映射
10.18	骨髓活检病理	疗效评价	CR,NR,PR,SD,PD,复发	结构化+归一
10.19	骨髓活检病理	是否复发	是,否,未知	结构化
10.20	骨髓活检病理	骨髓增生程度	极度活跃(Ⅰ级),明显活跃(Ⅱ级),活跃(Ⅲ级),减低(Ⅳ级),极度减低(Ⅴ级)	结构化+归一
10.21	骨髓活检病理	网状纤维染色	MF-0,MF-1,MF-2,MF-3	结构化+归一
10.22	骨髓活检病理	原位杂交(EBER)	阳性,阴性	结构化
10.23	其他病理	检查日期	YYYY-MM-DD	映射
10.24	其他病理	取材部位	文本	映射
10.25	其他病理	检查所见	文本	映射
10.26	其他病理	病理结论	文本	映射

10.
病理检查

11. 治疗及疗效评估

模块名称	参考标准
11. 治疗及疗效评估	国家卫生行业标准 WS445.10-2014 电子病历住院医嘱[18] The 2016 revision of the World Health Organization classification of lymphoid neoplasms[12] NCCN Clinical Practice Guidelines in Oncology：Chronic Lymphocytic Leukemia/Small Lymphocytic Lymphoma（Version 4.2020）[13] NCCN Clinical Practice Guidelines in Oncology：B-cell Lymphomas（Version 3.2019）[14] NCCN Clinical Practice Guidelines in Oncology：T-cell Lymphomas（Version 2.2018）[15] ATC 分类[19]

序号	子模块	数据元名称	值域 / 数据类型	数据加工类型
11.1	化疗	化疗时间	YYYY-MM-DD	结构化 + 归一
11.2	化疗	化疗方案	文本	映射
11.3	化疗	疗程数	数值	映射
11.4	化疗	药物名称	文本	映射
11.5	化疗	给药途径	口服,肌内注射,静脉注射,静脉滴注,皮下注射,鞘内注射等	映射
11.6	化疗	给药剂量	数值	映射

序号	子模块	数据元名称	值域/数据类型	数据加工类型
11.7	化疗	剂量单位	文本	映射
11.8	化疗	用药频次	qd,bid,tid,qh,qn,持续输注等	映射
11.9	化疗	单位体重剂量	数值	逻辑计算
11.10	化疗	单位体表面积剂量	数值	逻辑计算
11.11	化疗	既往疗程数	数值	逻辑计算
11.12	化疗	开始用药日期	YYYY-MM-DD	逻辑计算
11.13	化疗	结束用药日期	YYYY-MM-DD	逻辑计算
11.14	化疗	用药不良反应	文本	结构化
11.15	放疗	放疗日期	YYYY-MM-DD	结构化+归一
11.16	放疗	放疗部位	文本	结构化+归一
11.17	放疗	放疗剂量(Gy)	数值	结构化
11.18	放疗	放疗次数	数值	逻辑计算
11.19	放疗	单次放疗时长	数值	逻辑计算
11.20	放疗	放疗面积	数值	逻辑计算
11.21	造血干细胞移植	移植日期	YYYY-MM-DD	结构化
11.22	造血干细胞移植	预处理日期	YYYY-MM-DD	结构化
11.23	造血干细胞移植	移植类型	自体移植,异体移植,同基因造血干细胞移植	结构化
11.24	造血干细胞移植	预处理方案	大剂量美法仑,BEAM,BEAC,CBV,BuCyE,GBM,GBC,mBuCy+ATG,mCy/TBI+ATG,mBuCy,mCy/TBI,Cy/TBI,全身放疗疗法等	结构化+归一
11.25	造血干细胞移植	预处理药物	文本	结构化+归一
11.26	造血干细胞移植	血小板植入时间	YYYY-MM-DD	结构化

11. 治疗及疗效评估

序号	子模块	数据元名称	值域 / 数据类型	数据加工类型
11.27	造血干细胞移植	粒细胞植入时间	YYYY-MM-DD	结构化
11.28	CAR-T 细胞治疗	治疗开始时间	YYYY-MM-DD	映射
11.29	CAR-T 细胞治疗	治疗结束时间	YYYY-MM-DD	映射
11.30	CAR-T 细胞治疗	CAR-T 细胞类型	文本	映射
11.31	CAR-T 细胞治疗	回输剂量	数值	映射
11.32	CAR-T 细胞治疗	是否发生细胞因子释放综合征	是,否	逻辑计算
11.33	CAR-T 细胞治疗	细胞因子释放综合征不良事件分级	1 级,2 级,3 级,4 级,5 级	逻辑计算
11.34	CAR-T 细胞治疗	是否发生神经毒性	是,否	逻辑计算
11.35	CAR-T 细胞治疗	神经毒性不良事件分级	1 级,2 级,3 级,4 级,5 级	逻辑计算
11.36	一般支持药物医嘱	开始用药时间	YYYY-MM-DD	映射
11.37	一般支持药物医嘱	结束用药时间	YYYY-MM-DD	映射
11.38	一般支持药物医嘱	商品名	文本	映射
11.39	一般支持药物医嘱	通用名	文本	映射
11.40	一般支持药物医嘱	给药途径	口服,肌内注射,静脉注射,静脉滴注,皮下注射,鞘内注射等	映射
11.41	一般支持药物医嘱	给药剂量	数值	映射
11.42	一般支持药物医嘱	剂量单位	文本	映射
11.43	一般支持药物医嘱	用药频次	qd,bid,tid,qh,qn 等	映射
11.44	疗效评价	评价日期	YYYY-MM-DD	结构化 + 归一
11.45	疗效评价	评价方法	CT,PET-CT,淋巴细胞数	结构化 + 归一
11.46	疗效评价	评价结果	CR,PR,SD,PD	结构化 + 归一

12. 不良事件

模块名称	参考标准
12. 不良事件	CTCAE 5.0[20]

序号	子模块	数据元名称	值域 / 数据类型	数据加工类型
12.1	不良反应	不良事件名称	文本	逻辑计算
12.2	不良反应	是否经历任何不良事件	是,否	逻辑计算
12.3	不良反应	产生不良事件来源	药物治疗、CAR-T 治疗、手术、放射治疗、移植治疗、其他	逻辑计算
12.4	不良反应	不良事件开始时间	YYYY-MM-DD	逻辑计算
12.5	不良反应	不良事件结束时间	YYYY-MM-DD	逻辑计算
12.6	不良反应	不良事件分级	1 级,2 级,3 级,4 级	逻辑计算
12.7	不良反应	治疗变化	剂量不变,剂量减少,中断用药,终止用药	逻辑计算
12.8	不良反应	不良事件结局	恢复,稳定,恶化,死亡,其他	逻辑计算

参考文献

［1］ FREDDIE, BRAY, JACQUES, et al. Global cancer statistics 2018: GLOBOCAN estimates of incidence and mortality worldwide for 36 cancers in 185 countries [J]. CA: a cancer journal for clinicians, 2018.

［2］ 孙可欣 , 郑荣寿 , 张思维 , 等 . 2015 年中国分地区恶性肿瘤发病和死亡分析 [J]. 中国肿瘤 , 2019, 28 (01): 1-11.

［3］ CHEN W, ZHENG R, BAADE PD, et al. Cancer statistics in China, 2015 [J]. CA Cancer J Clin, 2016, 66 (2): 115-132.

［4］ LIU WP, LIU JM, SONG YQ, et al. Burden of lymphoma in China, 2006-2016: an analysis of the Global Burden of Disease Study 2016 [J]. J Hematol Oncol, 2019, 12 (1): 115.

［5］ SABATTINI E, BACCI F, SAGRAMOSO C, et al. WHO classification of tumours of haematopoietic and lymphoid tissues in 2008: an overview [J]. Pathologica, 2010, 102 (3): 83-87.

［6］ 中国临床肿瘤学会指南工作委员会 . 中国临床肿瘤学会 (CSCO) 淋巴瘤诊疗指南 (2019 版)[M]. 北京 : 人民卫生出版社 . 2019.

［7］ 张林 , 张震江 , 薛万国 , 等 . 北京市两家大型医院检验项目与 LOINC 术语的映射试验 [J]. 中国卫生信息管理杂志 , 2010 (2): 7-10.

［8］ SNOMED CT.[2021-01-31]. https://www. snomed. org/snomed-ct.

［9］ Unified Medical Language System (UMLS)[EB/OL].[2021-01-31]. https://www. nlm. nih. gov/research/umls/.

［10］ 中华人民共和国卫生部 . 电子病历基本架构与数据标准 (试行): 卫办发〔2009〕130 号 [EB/OL].[2021-01-31]. http://www. nhc. gov. cn/mohwsbwstjxxzx/s8553/200912/45414. shtml

［11］ European Group for Blood and Marrow Transplantation (EBMT)[EB/OL].[2021-01-31]. https://www. ebmt. org/registry/data-collection.

［12］ Steven HS, Elias C, Stefano AP, et al. The 2016 revision of the World Health Organization classification of lymphoid neoplasms [J]. Blood: The Journal of the American Society of Hematology, 2016, 127(20):2375-2390.

［13］ WIERDA WG, BYRD JC, ABRAMSON JS, et al. Chronic Lymphocytic Leukemia/Small Lymphocytic Lymphoma, Version 4. 2020, NCCN Clinical Practice Guidelines in Oncology [J]. Journal of the National Comprehensive Cancer Network: JNCCN, 2020, 18 (2): 185-217.

［14］ ZELENETZ AD, GORDON LI, ABRAMSON JS, et al. NCCN Guidelines Insights: B-Cell Lymphomas, Version 3. 2019 [J]. Journal of the National Comprehensive Cancer Network: JNCCN, 2019, 17 (6): 650-661.

［15］ HORWITZ SM, ANSELL SM, AI WZ, et al. NCCN Guidelines Insights: T-Cell Lymphomas, Version 2. 2018 [J]. Journal of the National Comprehensive Cancer Network: JNCCN, 2018, 16 (2): 123-135.

［16］中华人民共和国国家卫生和计划生育委员会 . 关于《电子病历基本数据集第 1 部分：病例概要》等 20 项卫生行业标准的通告：国卫通〔2014〕5 号 [EB/OL].[2021-01-31]. http://www. nhc. gov. cn/fzs/s7852d/201406/a14c0b813b844c9dbd113f126fa9cb17. shtml

［17］中华人民共和国国家卫生和计划生育委员会 . WS 445. 4-2014 电子病历基本数据集第 4 部分：检查检验记录 . 国卫通〔2014〕5 号 [EB/OL].[2021-01-31]. http://www. nhc. gov. cn/wjw/s9497/201406/e467bd81e1014516861a11e7bae49929. shtml

［18］中华人民共和国卫生和计划生育委员会 . WS445. 14-2014 电子病历基本数据集第 14 部分：住院医嘱：国卫通〔2014〕5 号 [EB/OL].[2021-01-31]. http://www. nhc. gov. cn/wjw/s9497/201406/5b40ad9037f64410ad10974f50d6e2bb. shtml

［19］WHO Collaborating Centre for Drug Statistics Methodology. Guidelines for ATC classification and DDD.[EB/OL].[2021-01-31]. http://www. whocc. no.

［20］Common Terminology Criteria for Adverse Events (CTCAE) Version 5 [EB/OL].[2021-01-31]. https://ctep. cancer. gov/protocoldevelopment/electronic_applications/docs/CTCAE_v5_Quick_Reference_8. 5x11. pdf.

［21］中华人民共和国卫生部 . WS370-2012 卫生信息基本数据集编制规范：卫通〔2012〕5 号 [EB/OL].[2021-01-31]. http://www. nhc. gov. cn/wjw/s9497/201204/54451. shtml

［22］International Classification of Diseases, Tenth Revision (ICD-10)[EB/OL].[2021-01-31]. https://www. cdc. gov/nchs/icd/icd10cm. htm

［23］BOONE KW. The HL7 Clinical Document Architecture.[J]. Journal of the American Medical Informatics Association, 2011, 8 (6): 17-21.